AF331831

PUBLICATIONS DU *PROGRÈS MÉDICAL*

DES

LITHOTRITEURS

ET

DE LEURS USAGES

Par le Dr Henri PICARD

PARIS

AUX BUREAUX DU
PROGRÈS MÉDICAL
14, rue des Carmes, 14

E. LECROSNIER & BABÉ
ÉDITEURS
Place de l'École-de-Médecine

1889

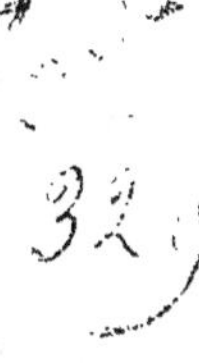

DES LITHOTRITEURS

ET

DE LEURS USAGES

Les lithotriteurs appelés aussi *lithotribes*, *litho-clastes*, sont des instruments servant à briser la pierre dans l'urèthre et la vessie. Nous ne nous occuperons ici que des seconds.

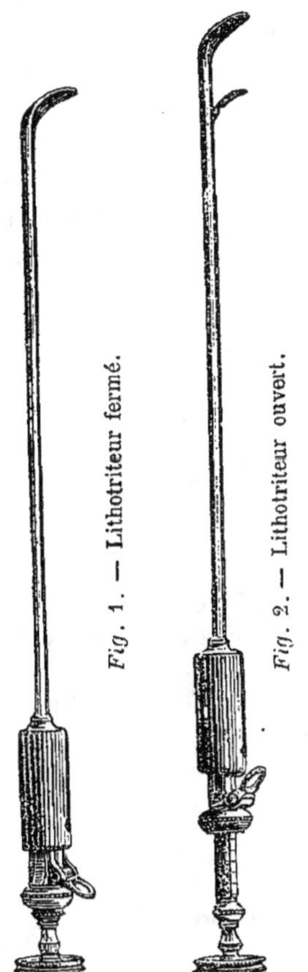

Fig. 1. — Lithotriteur fermé.

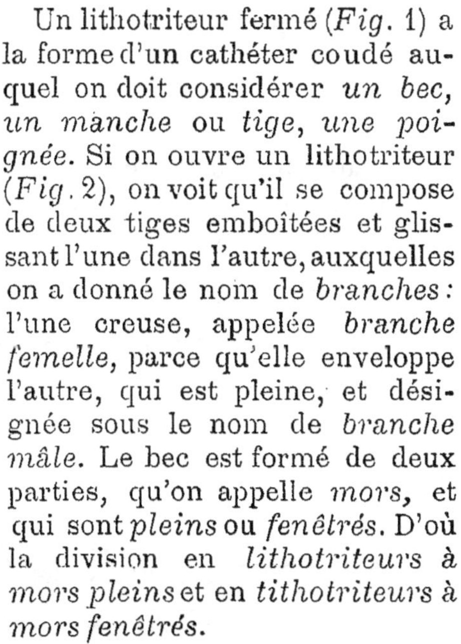

Fig. 2. — Lithotriteur ouvert.

Un lithotriteur fermé (*Fig.* 1) a la forme d'un cathéter coudé auquel on doit considérer *un bec, un manche* ou *tige, une poignée*. Si on ouvre un lithotriteur (*Fig.* 2), on voit qu'il se compose de deux tiges emboîtées et glissant l'une dans l'autre, auxquelles on a donné le nom de *branches* : l'une creuse, appelée *branche femelle*, parce qu'elle enveloppe l'autre, qui est pleine, et désignée sous le nom de *branche mâle*. Le bec est formé de deux parties, qu'on appelle *mors*, et qui sont *pleins* ou *fenêtrés*. D'où la division en *lithotriteurs à mors pleins* et en *tithotriteurs à mors fenêtrés*.

Si nous prenons un lithotriteur à *mors pleins* (*Fig.* 3) et que nous fassions glisser les deux branches l'une sur l'autre, de manière à écarter les deux mors,

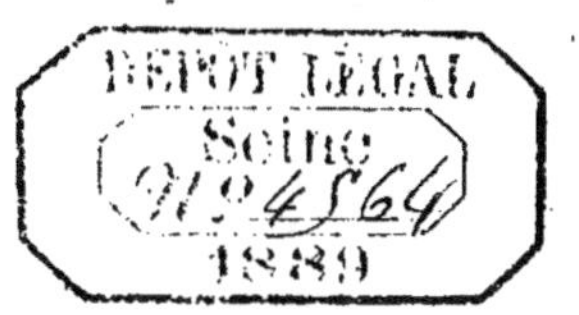

nous voyons que le *mors extérieur* ou *femelle*, fait, avec sa tige, un angle légèrement obtus, à sommet arrondi de 112°. Ce mors a la forme d'une cuiller légèrement creuse (*Fig. 4*). Les bords qui en limitent le pourtour sont renversés vers sa face interne, arrondis et, par conséquent, mousses. La largeur de ce bec doit, en outre, dépasser d'un millimètre en hauteur, et transversalement, celle du mors mâle, et être assez profonde pour que ses bords cachent entièrement ceux de ce dernier. Les faces du mors femelle, sont lisses comme leurs bords et percées au sommet de l'angle qu'elles forment avec la tige d'une fenêtre

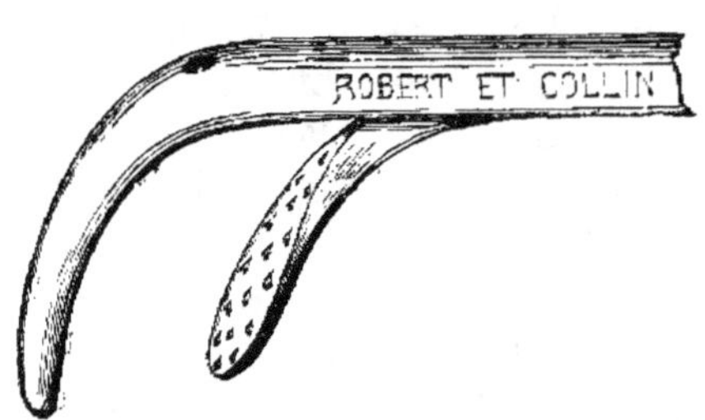

Fig. 3. — Bec à mors pleins.

ovale dont les diamètres répondent exactement à ceux de la tige mâle et dans laquelle vient s'emboiter l'extrémité de cette dernière.

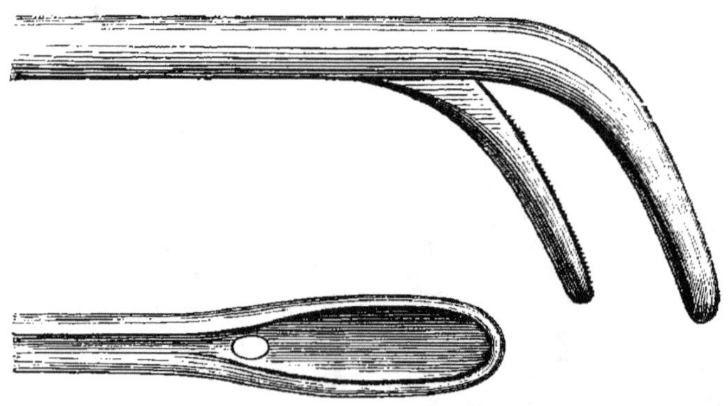

Fig. 4. — Bec à mors pleins, cuiller femelle.

Le *mors mâle* est plein et répond, par sa forme et son étendue, au mors femelle. Il peut être comparé à la phalangette du pouce dont ses dimensions seraient un diminutif. Ce mors forme, avec sa tige, un angle légèrement obtus de même degré (112°) que celui du mors femelle. La face de ce mors, qui s'applique sur la face correspondante du mors femelle, est munie d'aspérités et creusée d'encoches, tandis que l'autre, taillée en dos d'âne et parfaitement lisse, se termine en bords arrondis sur tout leur pourtour.

La *tige*, ou *manche femelle* (*Fig.* 5), est une sorte de tube dans lequel s'emboîte et glisse la tige mâle. Qu'on se figure un tube complet, parfaitement cylindrique, dont on aurait enlevé sur toute la longueur de l'axe, du côté de la pointe du bec, un cinquième de cercle, de manière à l'ouvrir d'un bout à l'autre.

La *tige*, ou *manche mâle* (*Fig.* 6), est pleine, lisse et arrondie dans toute la partie de sa circonférence qui glisse dans la tige femelle, c'est-à-dire dans ses quatre cinquièmes inférieurs. Le dernier cinquième est saillant et a ses bords abrupts, de telle sorte que, quand les deux branches sont emboîtées l'une dans l'autre, il répond exactement à la fente de la tige femelle, la ferme et la complète si bien qu'il forme avec elle un cercle parfait. C'est un véritable emboîtement en queue d'aronde (*Fig.* 7), disposition permettant un glissement des deux branches l'une sur l'autre, d'avant en arrière, d'autant plus exact qu'il est impossible autour de leur axe.

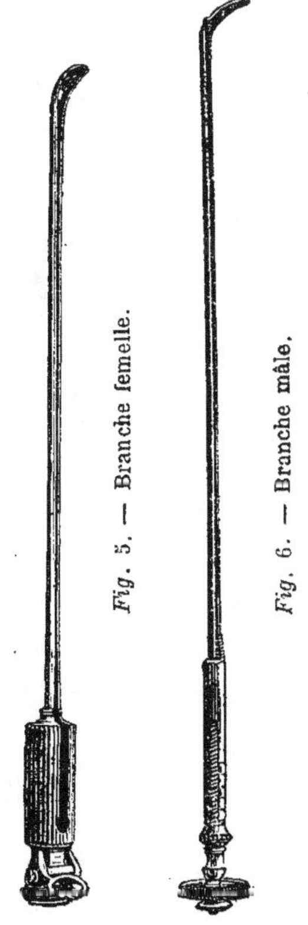

Enfin, à l'angle d'union du mors mâle avec la tige, celle-ci se termine par une saillie dont la forme répond exactement à celle de la fenêtre dont est percé le sommet de l'angle du mors femelle, de manière à s'y pouvoir emboîter et le fermer parfaitement.

Dans les lithotriteurs à *mors fenêtrés* (*Fig.*8), le mors

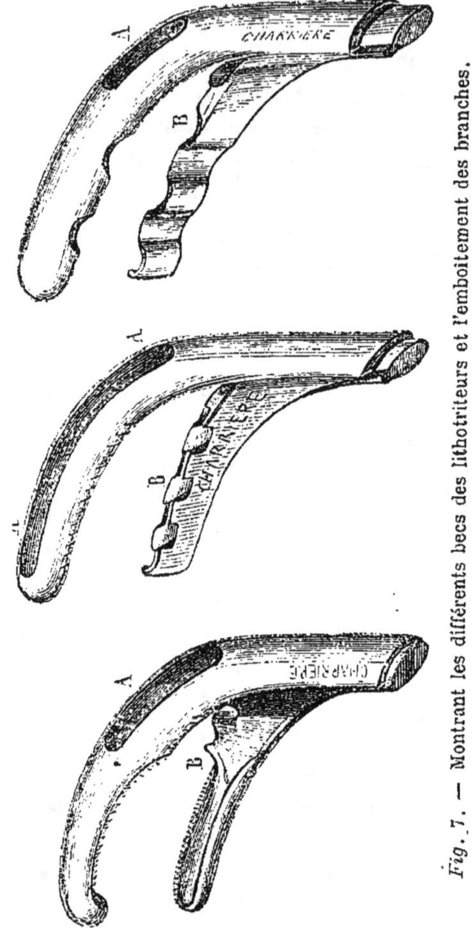

Fig. 7. — Montrant les différents becs des lithotriteurs et l'emboîtement des branches.

femelle n'est plus plein, mais percé de haut en bas d'une ouverture appelée *fenêtre*. Cette ouverture, qui occupe non seulement toute la hauteur, mais aussi toute la largeur du mors, est limitée, sur tout son pourtour, par des bords épais dont la hauteur égale celle du mors mâle, de manière à le cacher entièrement dans son intérieur. L'angle formé par ce mors avec la tige ne dépasse pas 112°, et le sommet en est aussi arrondi que possible. Les bords de la circonférence de ce bec regardant la vessie sont lisses et mousses ; ceux qui répondent à la poignée sont, au contraire, rugueux et dentés.

Reliquet a modifié la fenêtre que nous venons de décrire et qui est entière, complètement ouverte et sans aucune division, en munissant, intérieurement, chaque bord latéral de la face vésicale, d'une série de dents solides dont la base s'implante sur la

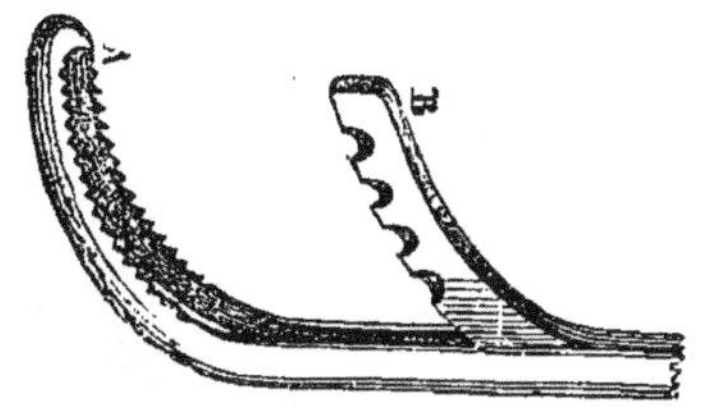

Fig. 8. — Bec à mors fenêtrés à grande fenêtre. Les dents du mors mâle ne sont pas alternantes.

face interne du bord lui-même, tandis que la pointe libre fait saillie dans l'intérieur de la fenêtre (*Fig.* 9).

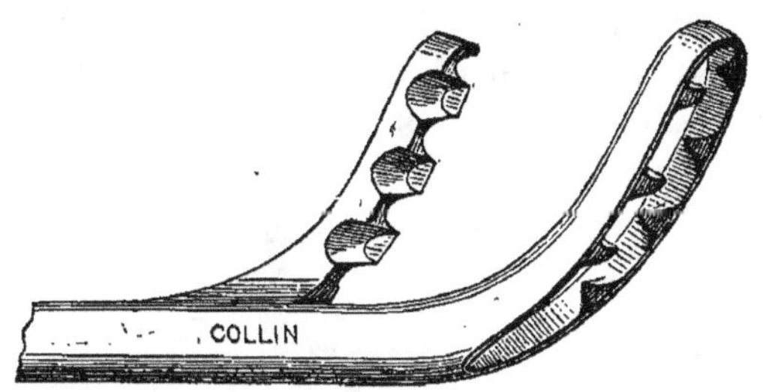

Fig. 9. — Bec à mors fenêtrés (Reliquet) ouvert.

Ces dents, dont le volume et le nombre sont en raison directe de la force du bec, ont une disposition telle que chacune de celle d'un côté répond à l'espace laissé libre par chacune de celles du côté opposé.

Que la fenêtre soit entière ou dentée, le *mors mâle* est identique. Son angle est le même que celui du mors femelle, sa hauteur et sa largeur égalent celles de ce dernier ; son épaisseur répond exactement à sa profondeur, en sorte que, renfermé dans celui-ci, il l'emplit complètement et forme, pour ainsi dire, emporte-pièce avec lui.

La caractéristique de ce mors, imaginé aussi par Reliquet, est sa face antérieure ou vésicale. Chaque bord latéral en est entaillé d'une série de profondes

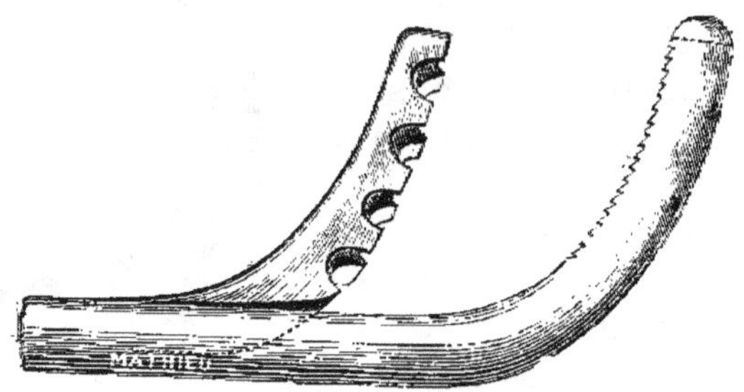

Fig. 10. — Montrant l'alternance des dents du mors mâle.

et larges crénelures séparées par un même nombre de saillies dont la forme est comparable à celle des incisives. D'un bord à l'autre, il y a alternance entre les crénelures et les saillies : à une crénelure d'un côté, répondant une saillie de l'autre côté (*Fig.* 10). Enfin, crénelures et saillies sont à arêtes vives et disposées de telle sorte que, dans le lithotriteur fermé (*Fig.* 11), les dents du mors femelle viennent se cacher dans les crénelures du mors mâle, et les saillies de ce dernier occuper les espaces laissés libres entre ces mêmes dents, de telle sorte que les deux mors s'emboîtent réciproquement.

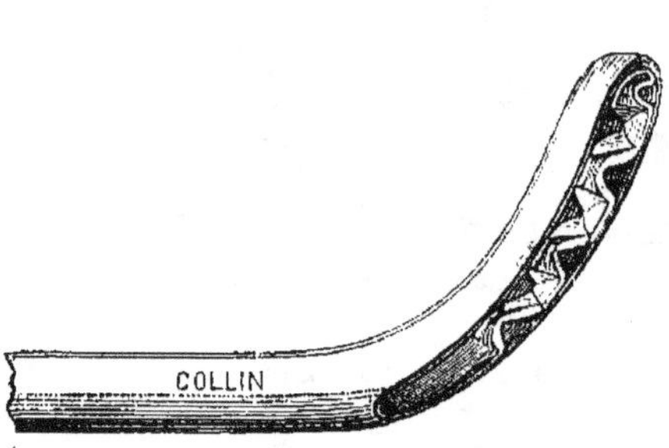

Fig. 11. — Mors de Reliquet fermé.

La tige des lithotriteurs à mors fenêtrés étant identique à celle du lithotriteur à mors plats, nous n'avons rien à y ajouter.

La *poignée* des lithotriteurs diffère comme leur bec : les uns sont à *vis* et à *écrou brisé* ; les autres à *pignon* et à *crémaillère*.

Dans le lithotriteur à *vis*, la poignée de la branche femelle est munie (*Fig.* 12): 1º d'un *barrillet* servant à tenir l'instrument bien en main ; 2º d'une sorte d'*anneau à huit pans* qui lui fait suite, lui est intimement et très solidement soudé, d'une longueur de trois centimètres environ et d'un diamètre moitié moins grand que celui

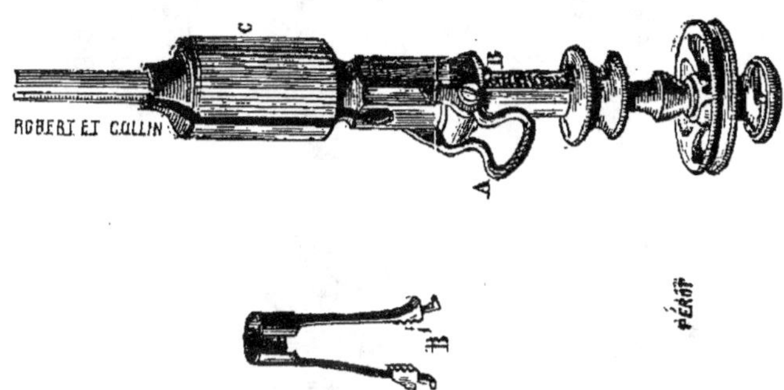

Fig. 12. — Poignée du lithotriteur à vis : A. Bascule. — B. Languettes saillantes qu'on voit détachées en B′. — C. Barrillet.

du barrillet. Des huit pans, deux, situés sur un plan horizontal et perpendiculairement à la pointe du bec, sont remplacés par une fente contenant deux solides languettes d'acier qui s'écartent par leur propre élasticité, et dont les faces externes font saillie de chaque côté en dehors de l'anneau octogonal. Sur le plan supérieur de cet anneau est fixée une bague pouvant basculer et décrire un tiers de cercle autour de son axe. Dans ce mouvement, cette bague abaisse ou soulève deux petits prolongements qui la terminent. Abaissés, ces deux prolongements appuient sur les languettes et les font rentrer dans la poignée ; relevés, ils les laissent saillir par leur propre élasticité. Or, ces languettes sont creusées à leur face interne d'un pas de vis qui engrène un pas de vis semblable dont est munie la poignée de la branche mâle.

Celle-ci, en effet, se compose d'une sorte de gaine cylindrique percée latéralement de deux longues et larges fenêtres laissant à découvert la vis dont nous venons de parler. La face supérieure de la gaine est divisée par

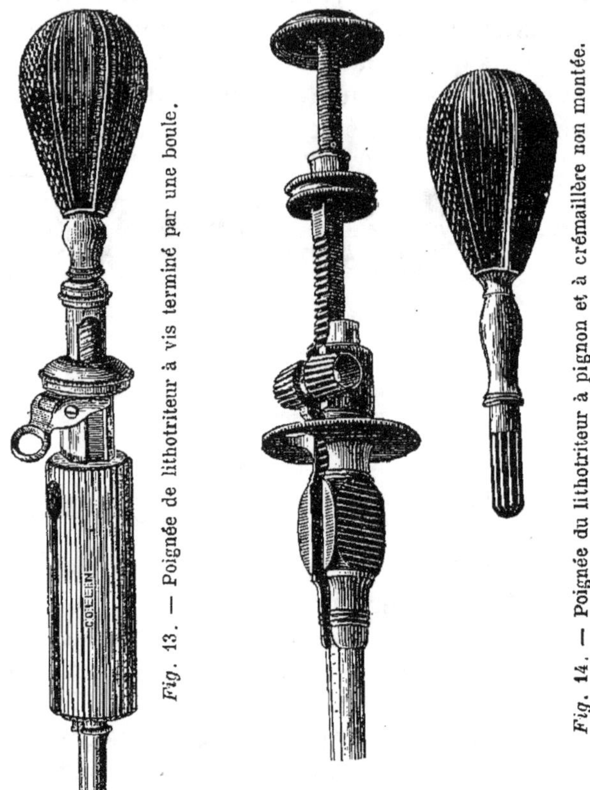

Fig. 13. — Poignée de lithotriteur à vis terminé par une boule.

Fig. 14. — Poignée du lithotriteur à pignon et à crémaillère non montée.

des traits indiquant, en centimètres et demi-centimètres, l'écartement des mors. Quant à la vis, elle tourne sans fin sur un pivot, autour de son axe, au moyen d'une roue qui agit à la manière d'un volant et termine la branche mâle en même temps que l'instrument.

Dans les lithotriteurs volumineux, la roue est remplacée par une boule pleine (*Fig.* 13) qu'on saisit dans la paume de la main pour faire tourner la vis.

Dans la poignée des lithotriteurs à *pignon* et à *cré-maillère* (*Fig*. 14), le barrillet de la branche femelle est remplacé par un carré ; ensuite vient une rondelle sur laquelle le pouce et l'index peuvent s'appuyer ; enfin, sur la face de cette poignée, répondant à la pointe du bec, sont adaptées, de chaque côté d'une fente dont elle est creu-sée, deux anneaux larges, solides et de petit diamètre dans lesquels s'insinue et tourne le pignon.

La poignée de la branche mâle de ce lithotriteur est la simple continuation de la tige qui est creusée à ce niveau de crans parallèles et égaux. Presque à l'extré-mité externe de cette branche est une rondelle qui tourne sur un pas de vis et sert à limiter l'enfoncement du mors mâle dans le mors femelle. Enfin, tout à fait à l'extrémité de cette poignée, et pour terminer l'instru-ment, existe une seconde rondelle qu'on tire ou qu'on pousse pour faire glisser les deux branches l'une sur l'autre.

Le *pignon* n'est autre qu'une boule supportant une petite tige d'acier arrondie, portant, sur toute sa circon-férence, une série de dents égales aux rainures de la poignée de la branche mâle. Introduit dans les anneaux de la poignée femelle, ce pignon s'engrène avec la poi-gnée mâle, et, suivant qu'on le fait tourner dans un sens ou dans l'autre, on rapproche ou éloigne les mors l'un de l'autre.

Si maintenant nous cherchons à nous rendre compte de la construction des lithotriteurs et de leur méca-nisme, nous verrons qu'ils en font des instruments incomparables pour prendre et broyer la pierre.

Le bec formant avec la tige un angle du 112°, pos-sède une ouverture suffisante pour que la traversée de l'urèthre puisse s'effectuer sans trop de difficulté. D'un autre côté, cet angle étant presque droit, permet aux mors de maintenir la pierre solidement. De la forme de cet angle, il résulte, en effet, que les mors agissent presque perpendiculairement au diamètre, suivant lequel le calcul a été saisi et le compriment sans qu'à peu près rien de la force qui leur est imprimée soit perdu. Plus ouverts, ces mors eussent agi obliquement, et plus leur pression sur le calcul eût été considérable, plus celui-ci eût glissé facilement entre eux et risqué de s'échapper à la manière d'un noyau, pressé entre les doigts.

Il résulte encore du peu d'ouverture de l'angle du bec, que la plus grande partie de la force déployée pour le broiement agit sur le sommet de cet angle. Or,

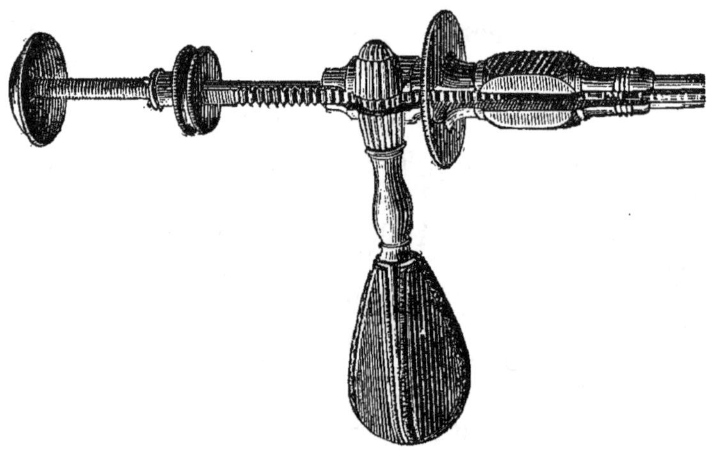

Fig. 15. — Poignée du lithotriteur à pignon et à crémaillère montée.

cette partie du bec en est la plus résistante, et les chances de fracture en sont par là même d'autant dimi-nuées ; surtout, si l'on considère que la force déployée se perd partiellement en chassant les débris au travers de la fenêtre dont est percée le sommet de l'angle fe-melle.

Si, d'une autre part, nous comparons le bec à mors pleins au bec à mors fenêtres, nous voyons que le pre-mier, plus faible pour l'action, donne aux manœuvres une facilité et une sécurité telles qu'il peut être regardé comme inoffensif. Il est plus faible, parce que ses faces planes compriment le calcul également et uniformément dans toute leur étendue, et n'ont pas par cela même une très grande puissance d'éclatement. Il est inoffensif, parce que la cuiller du mors femelle, à bords mousses, très peu élevés, à surface plus large que celle du mors mâle, forme avec lui un *bec plat*; disposition qui lui rend difficile la préhension de la vessie. Pareil accident arriva-t-il, la partie saisie glisserait entre les mors et, dans tous les cas, ne pourrait jamais être déchirée, mais simplement contusionnée.

La sécurité du bec à mors fenêtrés le cède, par contre, à la puissance. Tout en lui, en effet, concourt à cette dernière : les bords élevés du mors femelle, entre lesquels pénètre profondément et à frottement le mors mâle lui-même fort épais. Enfin, les dents de ce dernier et ses crénelures qui viennent fermer la fenêtre femelle ou s'emboîter dans les dents, dont elle est parfois armée, augmentent encore la puissance de ce bec, parce que ses deux mors agissent l'un sur l'autre, à la manière d'un *porte-à-faux*. La pression du mors mâle s'exerce, en effet, sur la partie du calcul qui n'est point soutenue par les bords du mors femelle, et les dents dont il est muni contribuent encore, en répartissant inégalement la pression, à le dissocier plus facilement. Par contre, si, comme nous l'avons vu, il est difficile de déchirer la paroi vésicale avec le lithotriteur à mors pleins, il n'en est pas de même avec le lithotriteur à mors fenêtrés, parce que ceux-ci entrent à frottement l'un dans l'autre, et que la paroi saisie est presque fatalement coupée comme par un emporte-pièce.

Quant aux manches des lithotriteurs, identiques dans tous les instruments, nous n'avons rien à en dire, si ce n'est que leur diamètre doit être aussi petit que possible par rapport au bec et à la poignée. Plus ils seront minces, en effet, et plus ils tourneront et glisseront facilement et librement dans l'urèthre, laissant intactes les sensations communiquées à la poignée par le bec, celles-ci n'étant pas interrompues par les frottements du canal sur la tige. D'autre part, le peu d'épaisseur du manche n'est qu'un très petit obstacle à sa résistance, car la force agissant parallèlement à son axe n'offre presque aucun risque de le plier.

Quant à la poignée, le barrillet de la branche femelle du lithotriteur à vis donne une facilité sans pareille pour le tenir solidement en main.

Dans la fabrication de cette poignée, le constructeur devra toujours faire en sorte que la longueur et le diamètre du barrillet et surtout celui de la roue mâle soient en rapport direct avec la résistance du bec. Plus, en effet, le barrillet est long et volumineux, plus surtout la roue est grande, plus la force déployée par l'opérateur est considérable, et si leur rapport avec le bec n'a pas été exactement mesuré, il peut en résulter la fracture de ce dernier.

Dans le lithotriteur à pignon et à crémaillère, le barrillet est remplacé par un carré, disposition infiniment moins commode pour la main qui tient l'instrument.

Si, après l'étude que nous venons de faire des divers lithotriteurs, on nous demande auquel il faut recourir de préférence, nous répondrons qu'entre les mains d'un opérateur exercé tous fourniront d'utiles et heureux résultats. Cependant, le fait est incontestable, même pour celui qui en a l'habitude, un lithotriteur à mors pleins est infiniment plus facile à manœuvrer qu'un lithotriteur à mors fenêtrés et cela parce qu'il est plus léger, que le bec en est moins massif, mousse sur ses bords et plat sur ses faces, si sa puissance est moindre que de travail ne peut-on cependant pas faire avec lui ? On a dit qu'il s'engorgeait, comme si tous les becs, à part peut-être celui à fenêtre entière, ne s'engorgeaient pas. Son seul inconvénient, c'est que les débris s'accumulent et s'aplatissent dans la cuiller femelle en faisant perdre aux mors une partie de leur efficacité. Mais, de là à un engorgement dangereux, il y a loin, et jamais l'accumulation des débris n'est telle qu'elle puisse rendre impossible l'extraction du lithotriteur.

Le lithotriteur à mors fenêtrés possède certainement une force d'éclatement plus puissante. Malheureusement, l'épaisseur du bec, l'emboîtement à frottement du mors mâle dans le mors femelle, les aspérités, les dents, les crénelures dont ils sont munis en font un instrument plus difficile à tourner et à ouvrir dans la vessie. Aussi,

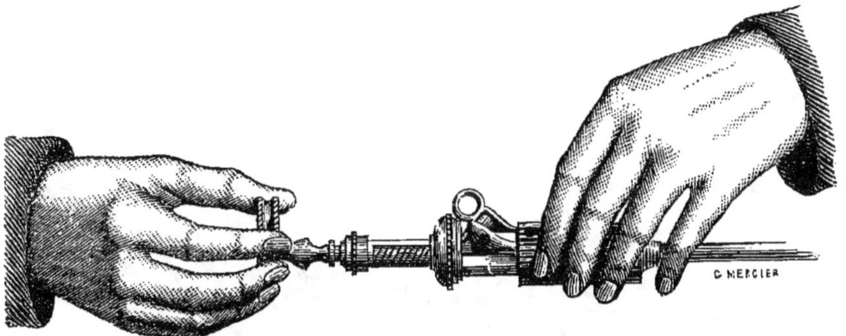

Fig. 16. — Position des mains dans la recherche du calcul : le lithotriteur est ouvert, languettes saillantes.

sera-t-il souvent d'une bonne pratique, quand la pierre aura été réduite en fragments assez menus, de retirer ce lithotriteur pour recourir au bec à mors pleins. Avec le premier, on aura *concassé;* avec le second, on *pulvérisera* la pierre. Mais, des deux mors fenêtrés, celui de Reliquet et celui à fenêtre entière, lequel choisir ? Avec le premier, vous fragmenterez assez finement la pierre, serait-elle dure : le mors femelle pouvant être comparé à un tamis au travers des mailles duquel le mors mâle ferait passer les débris sans danger d'engorgement. Si vous voulez pratiquer la méthode de Bigelow dans toute sa rigueur, employez un lithotriteur à fenêtre entièrement ouverte. Vous ferez avec lui des fragments d'un diamètre égal à celui de la fenêtre et que l'aspiration fera facilement passer au travers de la sonde, pourvu que son diamètre lui soit un peu supérieur.

Des poignées, celle du lithotriteur à vis est incontestablement la plus commode (*Fig.* 16). Avec elle, la pression s'exerce d'une manière uniforme, progressive et parfaitement graduée ; sans secousse et, par conséquent, sans choc ni contusion des parois vésicales (*Fig.* 17). L'uniformité de la pression diminue, je le sais, dans une certaine mesure, sa force d'éclatement ; mais, à côté de ce mince

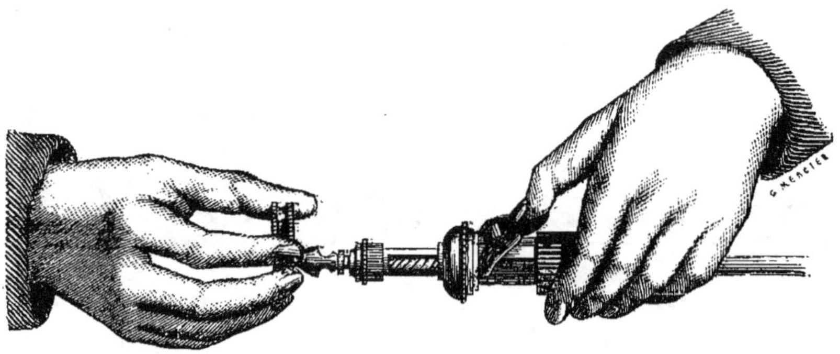

Fig. 17. — Fixation du calcul ; la vis est engrenée ; les languettes sont rentrées.

désavantage, quelle facilité et quelle sécurité dans la manœuvre. Maintenant solidement le barillet entre la paume et les quatre premiers doigts de la main gauche, le pouce restant libre pour basculer l'anneau, vous pouvez de la main droite tourner la vis, tirer la branche mâle ou la repousser, et, par conséquent, éloigner ou rapprocher les mors (*Fig.* 18). Dans toutes ces manœuvres, le lithotriteur reste fixe, pourvu que vous ayez bien soin de maintenir le bras et le coude gauches exactement appliqués contre la paroi thoracique.

La poignée à pignon et à crémaillère, certainement

plus puissante, ce qui fait même qu'on ne l'adapte jamais qu'aux lithotriteurs à mors fenêtres, n'offre à la manœuvre ni la même facilité, ni la même sécurité, loin de là. D'abord, le barillet n'existant pas, ou du moins étant remplacé par un carré, maintien moins facile et par suite moins sûr de l'instrument par la main gauche ; ensuite, nécessité de maintenir le pignon dans sa gaine avec la droite. Pour cela, cette main se trouve en pronation complète, position fort désavantageuse ; car, pour éloigner les mors l'un de l'autre, l'opérateur se trouve obligé de fléchir fortement la main sur

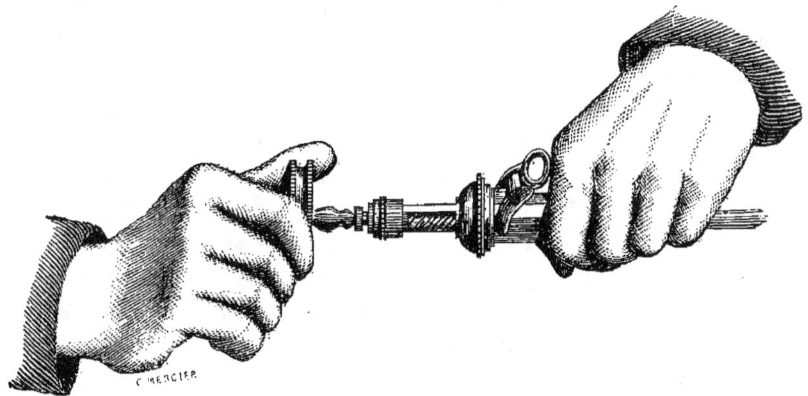

Fig. 18. — Position des mains pour le broiement.

le poignet et, pour les éloigner, au contraire, de l'étendre sur le bras, mouvement qui abaisse ou soulève le bec au risque de contusionner les parois vésicales et que Civiale annihilait, dans une certaine mesure, en serrant le carré dans un étau à main. En somme, instrument difficile à manier quoi qu'on en puisse dire et qui, malgré sa force et, en dépit de tous les raisonnements, devra être laissé de côté ; les instruments à vis suffisant à tous les besoins.

La lithotritie, dont l'appareil instrumental a subi tant de transformations heureuses, a vu, dans ces dernières années, son manuel opératoire complètement transformé, par des modifications d'une incontestable utilité. Pendant qu'en France les maîtres nous vantaient les courtes séances et le séjour aussi peu prolongé que possible des instruments dans la vessie, un Américain, Bigelow, démontrait avec la dernière évidence que presque tout le danger dans la lithotritie provient du séjour dans la vessie des fragments calculeux qu'y laissent forcément les courtes séances : « Débarrassez la vessie du seul coup et vous éviterez presque tous les risques. » Pour atteindre ce but, Bigelow s'appuie sur les expériences de son compatriote, Otis, démontrant que l'urèthre peut admettre des instruments de plus d'un centimètre de diamètre. Introduisant dans la vessie des lithotriteurs à larges fenêtres dont les mors atteignent presque ce diamètre, il réduit les calculs les plus volumineux et les plus durs en fragments susceptibles de passer au travers d'une sonde de 11 à 12 millimètres, au travers de laquelle il les aspire jusqu'au dernier, quitte à rester une, deux, trois heures et même plus dans la vessie. Pour atteindre un pareil résultat, le malade est profondément endormi, sa vessie remplie d'eau et la verge liée sur le lithotriteur muni d'un conduit spécial pour laisser sortir le liquide contenu dans la vessie ou pour en injecter au besoin.

En France, le principe de la méthode de Bigelow a été adopté et les courtes séances d'autrefois prolongées pendant une heure et plus. Quelques modifications toutefois distinguent la méthode française de la méthode américaine. Dans cette dernière, on pousse le travail jusqu'à l'évacuation complète, *en aspirant les fragments concassés;* dans la première on s'attache surtout à *pulvériser le calcul aussi finement que possible,* laissant moins à l'aspiration qu'aux lavages et à l'expulsion spontanée de la poussière produite. En Amérique, l'aspiration domine les manœuvres, on fait la *litholapaxie ;* en France, c'est toujours la lithotritie d'autrefois, dont le nombre des séances a été diminué au profit de la longueur et aidée seulement de l'aspiration, quand la vessie est inerte.

Quoi qu'il en soit et, malgré quelques résistances isolées, la victoire des longues séances et de l'aspiration même est désormais assurée, parce que, tout en faisant des restrictions sur les idées d'Otis, il est incontestable qu'un instrument qui demeure longtemps dans la vessie ou qui en aspire le contenu est moins à craindre que les fragments qu'on y laisse.

IMP. VICTOR GOUPY ET JOURDAN, RUE DE RENNES, 71